# NOTICE

## SUR LES PREMIERS SOINS A DONNER

### AUX MALADES ATTEINTS

DU

# CHOLÉRA ÉPIDÉMIQUE

PAR

## Le Docteur P. PITET

Ancien interne des hôpitaux de Paris
Membre de la Société anatomique. — Médaille d'argent, choléra de 1849
Médaille d'or, choléra de 1854 (Épidémie de Champagne)

PARIS

J.-B. BAILLÈRE PÈRE ET FILS

LIBRAIRES DE L'ACADÉMIE DE MÉDECINE

RUE HAUTEFEUILLE, 19,

1871

# NOTICE



SUR LES PREMIERS SOINS A DONNER AUX MALADES ATTEINTS

# DU CHOLÉRA ÉPIDÉMIQUE

---

Le *Choléra*, comme toutes les maladies, se présente sous plusieurs aspects ou modes, dont on a fait autant de *formes* distinctes. Ces formes sont basées, tantôt sur le degré d'intensité de la maladie elle-même, tantôt sur la prédominance de tels ou tels phénomènes, tantôt sur les caractères particuliers de *malignité* que cette maladie peut revêtir dans son expression et sa marche.

Ainsi, quand on la considère *selon son intensité*, on la divise en *Choléra grave* ou *foudroyant*, — en *Choléra ordinaire* ou *de forme commune*, — et en *cholérine*.

Quand on envisage cette maladie selon la *prédominance des phénomènes morbides sur l'un des trois grands systèmes fonctionnels de l'économie*, on la divise en *Choléra de forme nerveuse* ou *spasmodique*; — en *Choléra de forme entérique ou déjective*; — et en *Choléra de forme cardiaque* ou *syncopale*.

Si, enfin, on tient compte de certains désordres dans le rhythme, la marche, et l'aspect particulier des phénomènes morbides, on distingue encore *une forme* à laquelle on a donné le nom d'*ataxique*.

Afin de faciliter l'usage de cette notice, dans la distribution de mon sujet, je suivrai tout simplement l'ordre indiqué par son objet essentiel, qui est de mettre le lecteur en état de prévenir l'invasion de la maladie, et même de la combattre.

Ainsi, le *traitement préservatif*, étant celui qu'il importe de connaître le premier, sera l'objet de la *première partie* de cette notice; — l'exposé des *soins immédiats* à donner aux malades atteints de la *diarrhée prodromique*, de la *cholérine* ou du *choléra*, fera partie de la *seconde*.

Dans la *troisième*, je donnerai une *description sommaire de la maladie*, avec l'énoncé des *indications les plus générales qui résultent de ses formes diverses*. Cet exposé est nécessaire pour familiariser l'esprit avec les divers aspects caractéristiques du choléra et leur traitement, et, par conséquent, pour donner à chacun l'assurance qui naît de la connaissance d'un mal et des moyens de le combattre.

## A) TRAITEMENT PRÉSERVATIF DU CHOLÉRA

1° Le matin à jeun, prendre alternativement, à la dose de quelques gouttes dans une cuillerée d'eau, tantôt *Veratrum* (1), tantôt *Cuprum* (4ᵉ, 6ᵉ *ou* 12ᵉ *atténuation*), à des intervalles successifs de un, puis de deux, puis de trois à cinq jours, jusqu'au moment où l'épidémie commencera à décroître d'une manière sensible.

(1) L'emploi du *Veratrum* contre le choléra est mentionné dans les œuvres d'Hippocrate.

# NOTICE



## DU CHOLÉRA ÉPIDÉMIQUE

2° Porter constamment, appliquée sur la peau de la région épigastrique, une plaque de cuivre (1) laminé, ovale, de 1/2 millimètre d'épaisseur, sur 8 à 10 de longueur et 6 1/2 de largeur.

La statistique des précédentes épidémies a prouvé que les ouvriers qui travaillent le cuivre, jouissent d'une parfaite immunité.

*Hygiène du choléra.* — Éviter toute espèce d'excès ; conserver ses habitudes quand elles n'ont rien de déréglé. La viande apprêtée de la manière la plus simple fera le fond de l'alimentation ; en second lieu, viendront les céréales, les légumes secs, les pommes de terre, les fruits secs, les fruits confits. On ne devra user des fruits nouveaux qu'avec réserve, et les choisir parmi les plus mûrs et les plus savoureux. Il en sera de même des légumes frais. Autant que faire se pourra, on mettra de la variété dans l'alimentation, et on évitera les surcharges de l'estomac. Les amateurs de thé, de café, etc., et les fumeurs, conserveront leurs habitudes, en les modérant toutefois, quand elles dépassent certaines limites.

Éviter la fatigue, l'application trop soutenue des travaux intellectuels, les emportements, etc. Le calme, la force d'âme, la discrétion à l'égard des personnes impressionnables, seront les premières sauvegardes contre l'épidémie.

(1) Suivant Hahnemann, l'application du *cuivre* sur la peau, comme préservatif du choléra, était depuis longtemps populaire en Hongrie. (*Études de médecine Homœopathique*, p. 251.)

## B) SOINS IMMÉDIATS

### EN ATTENDANT L'ARRIVÉE DU MÉDECIN

1° *Si la maladie éclate par des vomissements et des selles diar-rhéiques liquides, abondantes et répétées, des coliques violentes, avec refroidissement général du corps, prostration des forces, crampes çà et là, etc., etc.*

Verser immédiatement 10 à 15 gouttes de l'une des pre-mières dilutions de *Veratrum* (1) dans un verre d'eau, et en faire boire au malade à la dose de trois cuillerées à café de 10 en 10 minutes la première heure, puis toutes les 15 à 20 mi-nutes les heures suivantes, en éloignant graduellement les doses jusqu'à l'arrivée du médecin.

Dans l'intervalle des doses, tenir constamment un petit fragment de glace dans la bouche du malade, ou lui faire boire un peu d'eau froide.

Le coucher simplement dans un lit chaud, bien couvert, la tête haute, et placer sous lui des draps pliés en plusieurs doubles.

2° *Si le mal débute soudainement par des crampes générales, violentes, accompagnées de froid intense, de prostration extrême, avec teinte violacée de la face et des mains, etc., etc.*

L'*Esprit de camphre*, à la dose de trois gouttes environ, dans une cuillerée à café de kirsch (2), ou de rhum, mêlée (s'il s'agit d'une femme surtout) à une cuillerée à bouche d'infusion sucrée de *menthe*, de sauge, de thé ou d'aya-

(1) L'expérience de ces dernières années m'a prouvé que le *Veratrum ni-grum* est plus efficace que l'*album* dans les affections cholériques.

(2) Le *Kirsch* contient de l'acide cyanhydrique, lequel, à doses impercepti-bles, est l'un des principaux remèdes du choléra de forme spasmodique.

pana (1), sera pris à intervalles de 10 à 15 ou 20 minutes, comme il a été dit plus haut.

En même temps, des lotions ou frictions seront faites sur les parties où siégent les crampes avec le même médicament. (esprit de camphre) étendu d'alcool (esprit de vin), dans la proportion d'une cuillerée du premier pour trois à quatre du second.

3° Plus rarement, aux phénomènes ci-dessus mentionnés : prostration extrême et soudaine des forces, froid énorme. cyanose, crampes, évacuations, etc., se mêlent des *syncopes ou défaillances répétées*.

Dans ce cas, on remplacera l'esprit de camphre par l'*éther* azotique ou sulfurique ; plusieurs doses réitérées de quatre à cinq gouttes de cette liqueur dans une cuillère à café de rhum, de kirsch ou d'eau-de-vie pure, ou mêlée (suivant les malades) à une grande cuillerée d'infusion d'ayapana ou de thé, seront administrées à 10 ou 15 minutes d'intervalle, et on se hâtera de faire appeler son médecin.

(1) La *Menthe*, la *Sauge*, contiennent du camphre ; l'*Ayapana* est une *eupatoire* qui, dans l'Inde, passe pour guérir le choléra et la cholérine.

NOTA. Si, pendant que l'épidémie règne, on est pris tout à coup de *diarrhée*, immédiatement il faut réduire son alimentation, en exclure les aliments féculents, les légumes verts et les fruits, verser quelques gouttes d'une dilution de *Metallum album* dans un verre d'eau et en boire toutes les heures une cuillerée le premier jour, en attendant le médecin qui, suivant les symptômes, réglera la médication.

(*Voir à la fin*, p. 29, 30, 31, *mode d'*ADMINISTRATION *des médicaments ; soins particuliers à donner aux malades.*)

## C) DESCRIPTION SOMMAIRE DU CHOLÉRA

I. *Cholérine.* — La cholérine est la forme bénigne du choléra. Tantôt elle se borne à une diarrhée liquide accompagnée de perte de l'appétit, de soif, de faiblesse générale; — tantôt elle se constitue sous forme d'une affection plus sérieuse, précédée de quelques jours de malaise, de céphalalgie, de dégoût des aliments et de diarrhée, et bientôt se caractérise par tout un ensemble phénoménal : soif, sécheresse avec légère rougeur et enduit muqueux des muqueuses butcale, linguale et gingivale, nausées, vomissements bilieux, chaleur à l'épigastre, douleurs abdominales erratiques, rareté des urines, selles liquides jaunâtres ou grisâtres, puis incolores, faiblesse générale, mouvement fébrile, etc. Cette affection dure de trois à sept jours, et quand des soins convenables ne lui sont pas opposés, elle laisse quelquefois à sa suite des diarrhées plus ou moins opiniâtres et graves.

*Les simples diarrhées* qui surviennent pendant la durée de l'épidémie ne sont, le plus souvent, que le phénomène précurseur de la cholérine ou du choléra, d'où le nom de diarrhées prodromiques ou prémonitoires qu'on leur a donné.

II. *Forme commune du choléra.* — L'invasion de la maladie, moins brusque que dans la forme *grave* du choléra, est précédée pendant plusieurs jours, ou plusieurs heures, d'un certain nombre de symptômes précurseurs, tels que céphalalgie, malaise, faiblesse progressive, inappétence, dégoût, lenteur des fonctions digestives, soif, nausées, quelquefois vomissements bilieux, chaleur et pression à la région épigastrique, coliques sourdes, selles bilieuses verdâtres ou jaunâtres qui tendent à devenir séreuses et incolores. Mais ces symptômes sont rarement réunis ; le plus souvent, les prodromes consistent en une diarrhée qui prélude d'un jour ou deux à l'apparition de la maladie.

1° Le mal débute tout à coup par un froid extérieur considérable et progressif, et par une chute des forces telle, que bientôt le malade ne peut plus se tenir sur ses jambes. A ces phénomènes se joignent des envies de vomir, des vomissements et des selles. Les matières rejetées, d'abord bilieuses, verdâtres ou jaunâtres, deviennent bientôt séreuses et incolores. Des crampes très-douloureuses se font sentir en différentes parties du corps, principalement aux mollets et aux extrémités des membres.

La succession de ces premiers phénomènes est très-prompte, et leur intensité va en progressant rapidement. Les vomissements et les selles se succèdent bientôt d'une manière incessante, et s'échappent par flots précipités, par fusées soudaines que le malade ne peut réprimer. La matière des évacuations, d'abord bilieuse et liquide, devient promptement incolore ou grisâtre, ou uniformément blanchâtre comme du petit lait, mêlée de petits flocons albumineux analogues à des grumeaux de riz, et d'odeur fade. (Dans des cas plus graves et plus rares aussi, les évacuations affectent le caractère hémorrhagique, et comme dans l'ulcère et le cancer de l'estomac, ressemblent à de l'eau dans laquelle on aurait délayé de la suie, ou du marc de café, ou du chocolat.)

Tandis qu'a lieu à la surface de la muqueuse intestinale cette transsudation extraordinaire de la partie séreuse du liquide sanguin qui donné lieu aux déjections, toute sécrétion est suspendue, les urines (1), la bile, cessent totalement d'être sécrétées. Le froid se prononce de plus en plus, surtout au dos, aux extrémités et à la face. Le nez, les mains donnent

_________

(1) Elles deviennent albumineuses.

au toucher la même impression que la glace; la langue elle-même et l'haleine du malade se refroidissent. Une sueur glaciale et visqueuse humecte la peau.

La *cyanose* envahit plus ou moins toutes les parties du corps, et particulièrement les lèvres, le pourtour des orbites et les extrémités. Des ecchymoses se montrent çà et là sur les parties soumises à une pression. La lividité gagne les ongles. La peau perd son élasticité et conserve les plis qu'on lui imprime (1), celle des doigts se ride comme après son immersion prolongée dans l'eau. Les crampes, généralement bornées aux extrémités inférieures, s'étendent parfois à l'estomac, à l'abdomen et au tronc.

La langue, dont la surface est recouverte d'un enduit blanchâtre plus ou moins épais, tandis que ses bords et sa pointe sont d'un rouge livide, est froide et poisseuse au toucher. La muqueuse buccale et le bord des gencives sont rouges, tuméfiés, recouverts d'un enduit pultacé. Cet état inflammatoire se propage souvent jusqu'à la gorge, et quelquefois aux parotides.

Le malade éprouve dans la bouche et la gorge une insupportable sensation de sécheresse, une soif inextinguible. Une chaleur interne générale, une ardeur brûlante dont le siége principal est à la région épigastrique, contrastent avec le froid intense qui règne à la surface du corps. La région de l'estomac est douloureuse au toucher, le malade y ressent une anxiété mêlée d'angoisse et d'oppression, en même temps qu'une sensation de pression ou de barre qui, de l'estomac, s'irradie le long de l'œsophage derrière le sternum.

Il existe aussi de l'ardeur dans l'abdomen, et des coliques douloureuses qui, de la région ombilicale, s'étendent aux hypocondres et aux autres parties de la cavité abdominale.

La perte incessante des liquides qui s'opère aux dépens

1. Voir Bovista.

d'une partie des éléments du sang, entraîne un amaigrissement rapide. La peau se plisse, se moule sur les tendons et les os ; elle perd son élasticité au point que lorsqu'on la presse elle ne revient pas immédiatement sur elle-même. Les parois abdominales se laissent malaxer comme une pâte molle. En quelques instants l'amaigrissement égale celui qui survient à la suite des maladies chroniques de longue durée. La cornée devient terne et se ride ; les yeux s'éteignent et s'excavent profondément ; la vue se trouble et les autres sens s'évanouissent. Les caractères propres au *faciès hippocratique* se prononcent de plus en plus, suivant la gravité des cas.

La parole devient basse, faible, presque éteinte ; la respiration rare, anxieuse, plus ou mions difficile, quelquefois tellement gênée, que le malade demande de l'air, disant qu'il étouffe. Cette gêne respiratoire mêlée d'une angoisse indicible est principalement fixée à la base du thorax.

Les battements du cœur diminuent ou deviennent imperceptibles ; le pouls de plus en plus petit, faible, inégal, irrégulier, parfois plus fréquent, s'efface dans les cas les plus graves.

Le moral est déplorable ; l'intelligence reste quelquefois intacte jusqu'à la fin.

Dans les cas de terminaison fatale, on voit bientôt survenir de la somnolence ; la teinte cyanique passe à la lividité ; les vomissements et les selles diminuent ; mais la respiration s'embarrasse, elle est entrecoupée de hoquets ; les battements du cœur s'effacent de plus en plus ; les yeux restent ternes, secs et entr'ouverts, et tantôt le malade succombe après quelques heures d'agonie, tantôt il s'éteint dans l'anéantissement, avant l'arrivée de la deuxième période.

2° Quand les malades échappent aux désordres qui caractérisent cette première période (*algide*) de la maladie, ils entrent dans une phase nouvelle à laquelle on a donné le nom de *période de réaction*. Alors, de deux choses l'une : ou cette réaction est franche, et les malades passent sans transition bien sensible de la maladie à la santé ; ou bien elle est anomale, et l'on voit se manifester une nouvelle série d'accidents.

Dans le premier cas, l'appareil phénoménal de la période algide s'apaise ; les stases sanguines cessent, la sanguification et la circulation reprennent leur cours dans toute l'économie.

Dans le second cas, les stases sanguines persistent et subissent les transformations pathologiques qui caractérisent en général l'inflammation. Ainsi, la chaleur et le pouls se rétablissent, mais deviennent fébriles, et les désordres que l'on voit apparaître portent, tantôt sur l'appareil des *fonctions animales* où ils donnent lieu à la congestion inflammatoire du cerveau, de la moelle et de leurs enveloppes ; tantôt sur les organes des *fonctions vitales* où ils produisent la pneumonie, la pleurésie, la péricardite, etc. ; tantôt sur les *fonctions naturelles* (1) où ils déterminent la stomatite, la gastro-entérite, l'entéro-colite, et parfois l'inflammation du foie et des reins, etc.

Je passe sur tous les détails qui concernent la marche, la terminaison de la maladie, ses complications, les crises qui parfois signalent le retour à la santé, ainsi que sur les modes variables d'expression ou d'aspect sous lesquels le choléra peut se manifester suivant les individus, tant à son début que pendant le cours de son développement.

III. *Forme grave; choléra noir ou cyanique d'emblée.* — Cette forme, heureusement exceptionnelle, se caractérise par la soudaineté extrême de l'invasion, l'intensité et la généralité des phénomènes, la rapidité de leur marche.

*La maladie débute presque subitement par l'aneantissement*

---

(1) Fonctions *animales, vitales* et *naturelles* : expressions consacrées par Galien pour exprimer les actes dévolus aux appareils d'organes qui appartiennent aux systèmes cérébro-rachidien, pulmonaire et circulatoire.

*complet des forces, le froid, la cyanose, les crampes, les vomissements, les selles, la suspension du pouls et des sécrétions, etc., etc.*

Quelquefois elle est précédée pendant quelques heures de malaise, de faiblesse générale, de pesanteur cérébrale, d'une sensation de barre à la région épigastrique, de coliques sourdes, et de selles diarrhéiques.

Souvent, le malade a ressenti un tournoiement subit, des vertiges mêlés de stupeur, une défaillance, et il est tombé tout à coup comme foudroyé, d'où le nom de *sidération* par lequel on a caractérisé cette sorte d'irruption morbifique.

Tantôt, avant toute évacuation, le malade est envahi par des crampes violentes, générales, spasmodiques, au tronc, à l'abdomen, aux membres, avec refroidissement excessif, anéantissement des forces, cyanose, aphonie, etc., etc., phénomènes bientôt suivis par les évacuations.

Tantôt les évacuations ouvrent la scène et cessent pour faire place aux phénomènes spasmodiques.

Dans une *variété* justement nommée *cardiaque* ou *syncopale*, les malades tombent presque subitement glacés, livides, anéantis, sans pouls, sans voix et dans un état permanent d'angoisse et de défaillance. C'est le cœur et la circulation qui sont particulièrement frappés. Les évacuations, quand elles ont lieu, se font presque sans que le malade en ait conscience, ou alternent avec les syncopes et le coma, etc.

Dans une autre forme très-grave, à laquelle on a donné le nom d'*ataxique*, forme bien décrite par P. Tessier, la maladie se rattache à des perturbations spéciales. Le mot *ataxie* implique l'idée d'un état de désordre, d'inégalité, d'irrégularité et de contrastes particuliers dans l'expression, le rhythme et la marche des phénomènes. Ainsi on y voit les battements du pouls persister de concert avec la cyanose ; ou bien, après que celle-ci a disparu, le pouls rester insensible. Dans une région, la chaleur très-développée du tégument externe fait contraste avec la réfrigération, la cyanose des autres parties, et l'insen—

sibilité concomitante du pouls. La période de réaction se signale par des contrastes analogues : on voit les battements du cœur renaître sans que la cyanose ait cessé, ou la caloricité se rétablir sans que le pouls ait reparu. Les évacuations ont cessé sans que pour cela ni les forces, ni la chaleur, ni le pouls ne se soient réveillés. Les phénomènes fluxionnaires et inflammatoires se montrent sans réaction fébrile, et même sans cessation de l'algidité et de la cyanose. En outre, à l'inverse de ce qui se passe dans les affections cérébrales ordinaires, la torpeur, la somnolence, l'indifférence et la prostration se montrent à la première période, tandis qu'à la seconde l'agitation domine. Les débuts sont rendus insidieux par la bénignité apparente des symptômes. La terminaison, souven t fatale, est lente, longue, accompagnée de coma, avec respiration stertoreuse.

### CAUSE ET NATURE DU CHOLÉRA

— Quelle est la *cause* et la *nature* de la maladie appelée *choléra;* — quelle est *l'essence* des désordres anatomiques et physiologiques qui se passent dans l'organisme frappé ?

D'après tout ce que l'on sait de la succession des phénomènes cholériques, de son mode de propagation, de l'influence des foyers d'infection sur son développement, et de toutes les recherches météorologiques et physio-pathogéniques qui, ont été faites, on peut conclure :

1o Que la *cause* du choléra est un *miasme* (microphytique ou microzoïque) généré par des substances animales ou végétales en décomposition putride, et qui, introduit dans l'organisme par les voies respiratoires, y vit et s'y reproduit.

2o Que ce *miasme* est rendu plus particulièrement actif par certaines conditions atmosphériques et telluriques, notamment par la diminution de l'électricité atmosphérique, ou de l'état anélectrique de l'oxygène (Ozone). Ce qui donne raison à cette opinion, c'est que si l'on boit de l'eau électrisée au contact des coussinets de la machine électrique (*soustraction d'électricité*), on éprouve bientôt les phénomènes du choléra, — que l'on ne tarde pas à faire disparaître, au contraire, en buvant de l'eau électrisée par le plateau de verre (*addition d'électricité*). Dr Poggioli.

3o L'action de cette cause, ou *miasme*, est une sorte d'intoxication dont les effets se constituent et se succèdent selon le mode et l'ordre que voici : — sidération des puissances actives qui émanent du système cérébro-rachidien:

d'où, entrave à l'influx nerveux par les nerfs vaso-moteurs, — stases sanguines formidables presque partout, mais particulièrement le long de la muqueuse intestinale ; — arrêt général de la circulation, — diminution de
l'action du cœur, — et par suite, cyanose, catalepsie musculaire et organique,
abaissement extrême de la caloricité, suspension des sécrétions, et des for-
mations plastiques, asphyxie générale et progressive.

# RÉSUMÉ DES INDICATIONS THÉRAPEUTIQUES LES PLUS GÉNÉRALES (1)

*Les indications thérapeutiques sont fondées sur l'analogie aussi parfaite que possible des effets pathogénésiques (toxiques et physiologiques) des médicaments considérés dans leur expression phénoménale, leur marche et leur évolution, avec les différentes formes, variétés de formes, et aspects divers que la maladie cholérique peut affecter.*

### TRAITEMENT DES DIARRHÉES PRODROMIQUES OU PRÉMONITOIRES

Selles diarrhéiques liquides, noirâtres, brunâtres ou jaunâtres, jour et nuit, avec ou sans coliques, chaleur abdominale, inappétence, etc., *Arsenicum album* (4ᵉ, 6ᵉ, ou 12ᵉ); quelques gouttes dans un verre d'eau, une cuillerée d'heure en heure le premier jour, puis éloigner peu à peu les doses, les jours suivants.

Selles liquides, fétides, noires, écumeuses, quelquefois involontaires, avec rareté des urines, nausées, envies de vomir, lourdeur céphalique, tendance à la sueur, etc., *Opium* réussit souvent; et ce médicament, comme on le verra plus loin à propos de la période de réaction, est souvent utile dans le choléra.

« Selles aqueuses, d'une teinte jaune sale, quelquefois brune ou verte, précédées de fortes coliques dans la région ombilicale et de borborygmes bruyants. Sensation de chaleur dans le rectum et à l'anus, sans ténesme. Pas de fièvre, et conservation de l'appétit : *Iris versicolor*. » (Docteur Hale.)

(1) Pour les détails, consulter ma monographie de 1854.

Si les évacuations sont plus particulièrement renouvelées chaque fois que l'on prend des aliments : *Podophyllum peltatum*.

Quand il y a : malaise général, tendance à avoir froid ; quelquefois crampes çà et là, notamment aux mains et aux pieds : — céphalalgie pressive, — face terreuse, maladive, yeux cernés, — goût métallique, avec enduit blanchâtre, de la langue et soif, — quelquefois nausées et vomituritions, — coliques, ballonnement et sensibilité abdominales, — diarrhée liquide et d'odeur putride, — diminution de la sécrétion urinaire, — pression à la partie inférieure du sternum, tendance à la teinte cyanique aux extrémités inférieures, — le malade est sous l'influence d'un état qui souvent n'est que le prélude d'une explosion prochaine du choléra : — alors, *Bismuthum* est au nombre des substances qui ont le pouvoir d'arrêter les accidents.

### TRAITEMENT DE LA CHOLÉRINE

Le médicament qui à lui seul reflète le mieux l'ensemble des phénomènes généraux et locaux qui caractérisent la cholérine, est l'*Ipeca*. Il est particulièrement indiqué quand les évacuations sont prédominantes, les matières vomies liquides, acides, bilieuses; les selles liquides, bilieuses, de *couleur jaune d'œuf*, et qu'il y a de la fièvre.

Si la cholérine se borne à de la soif avec nausées et vomissements sans diarrhée, ou seulement à du malaise avec diarrhée jaune, *Ipeca* est encore indiqué.

Quand la cholérine a débuté par du froid, des frissons, avec courbature, céphalalgie, lourdeur ou embarras céphalique général, sueurs froides, etc., *Aconitum* à lui seul fait cesser les accidents. Si les évacuations jaunâtres persistent, donner *Ipeca*.

D'autres fois, la face est pâle, — ou rouge et ardente alternativement ; — la tête embarrassée, la langue chargée d'un enduit brunâtre, — le goût amer, avec soif pour les boissons froides et acides (ou absence de soif pendant les paroxysmes fébriles), — envies de vomir avec angoisse, vomissements avec efforts violents de mucus, ou de bile, et suivis de froid et d'abattement ; — en outre, pyrosis, pression stomacale avec anxiété, — et en même temps, tranchées, coliques violentes accompagnées d'afflux d'eau à la bouche avec envies de vomir, douleurs abdominales spasmodiques, et mêlées de borborygmes ; selles liquides, aqueuses, muqueuses, jaunes, quelquefois sanguinolentes ; — crampes dans les jambes, tendance à la syncope, grande faiblesse, etc : . Alors, c'est *Tartarus emeticus* qu'il faut donner.

Dans la cholérine avec selles liquides, ou très-molles *grisâtres, cendrées*, sans coliques, gargouillements sans émission de vents, langue visqueuse, etc.; *Phosphori acidum*.

Si les évacuations n'ont lieu que le matin, et non le jour et la nuit, *Bryonia alba, Nymphœa lutea*, etc.

Quand il y a selles liquides comme de l'*eau trouble* ou *légèrement blanchâtres*, sueur froide au front, etc., *Veratrum*.

Diarrhée avec fourmillements et engourdissements dans les membres, *Secale cornutum*.

Si la cholérine a pour cause déterminante une forte indigestion, ou l'abus des boissons alcooliques, recourir d'abord à *Nux vomica*. Si dans les mêmes cas elle débute avec crampes dans les mollets, de même, *Nux vom.*; par des frissons, *Pulsatilla, Aconitum*.

Si elle est provoquée par une *indigestion d'eau froide : Sepia*.

Pour avoir mangé des fruits : *China, Cistus, Lachesis, Rhododendrum ?*

En résumé : Quand la cholérine affecte les caractères d'une inflammation aiguë du tube digestif, selon les indications spéciales, recourir à *Bryona, Bellad., Merc. sol., Antimon. crud., Arsenicum, Tartar. emetic., Bismuth*, etc., selon les indications.

I. — TRAITEMENT DU CHOLÉRA DE FORME COMMUNE

*Prédominance des désordres intestinaux : forme entérique, ou déjective.*

Dans le choléra de moyenne intensité, la prédominance phénoménale a généralement pour siége le tube digestif.

1° Si les prodromes se bornent à du *froid*, à de la *faiblesse*, à des *crampes subites dans la poitrine et les membres*, avec ou sans évacuations, recourir au *Camphre* (*Camphora, intus et extra*).

2° Mais, lorsque les principaux phénomènes du choléra existent déjà, que les crampes tendent de plus en plus à se généraliser, mêlées de quelques *contractions cloniques*, et que les *vomissements sont soulagés par l'ingestion des boissons...*, administrer *Cuprum*.

3° Si les crampes restent constituées principalement par des *contractions toniques*, si elles ont commencé par les mains et les pieds, — et que les *évacuations* (1) *liquides, troubles ou légèrement blanchâtres, paraissent excitées par l'ingestion des boissons, se renouvellent au moindre mouvement,* suivies d'une prostration plus grande avec *sueur froide au front, et que le malade ressente dans ses membres comme si de l'eau glacée circulait dans ses vaisseaux,* c'est à *Veratrum* qu'il faut recourir.

4° Quand il y a prédominance des désordres intestinaux, que les crampes sont bornées aux extrémités inférieures, ou même ne se montrent qu'au début des accidents, que les évacuations liquides, d'abord noirâtres, verdâtres ou jaunâtres, puis incolores, sont rejetées sans efforts, par flots

(1) Dans un cas guéri en une heure par *Veratrum nigrum*, les évacuations étaient constituées par une *matière séro-muqueuse légèrement visqueuse, trouble blanchâtre*, et qui était rejetée en *petite quantité* toutes les 5 à 6 minutes, après des paroxysmes de coliques insupportables. — Au début des accidents les évacuations avaient été d'abord liquides, abondantes et répétées.

précipités (par fusées), accompagnées de crampes et d'ardeur brûlante à l'estomac et à la région ombilicale, d'angoisse et d'anxiété terribles, de chaleur interne intense, d'agitation, de suppression de la sécrétion des urines, etc., donner *Arsenicum*.

5° Quelques médecins font alterner *Veratrum* et *Arsenic*, ou *Arsenic* et *Cuprum*, selon les prédominances phénoménales, lorsque, du reste, l'un ou l'autre de ces médicaments, administré d'abord seul, paraît ne produire aucun effet sensible. Cette manière de faire peut avoir son avantage; mais avant de l'adopter, il importe d'en établir régulièrement l'opportunité.

6° Mais il n'est pas toujours facile de saisir clairement les indications de tel ou tel agent médicamenteux, ni même de déterminer la dose la mieux appropriée au malade et au cas de maladie, notamment si les dilutions sensibles, telles que la première pour les préparations végétales, ne seraient pas plus efficaces. Aussi, deux de nos confrères (1), qui plusieurs fois avaient vu échouer les médicaments habituellement prescrits contre le choléra, considérant que, dans leur expression anatomo-physiologique, les désordres qu'engendre l'influence cholérique se résument en une stase congestive extraordinaire de tout le système vasculaire, particulièrement des capillaires sanguins de la muqueuse du tube digestif, avec transsudation à travers leurs tuniques de la partie séreuse du liquide sanguin, — et que l'*Aconit*, ce congestif par excellence, reflète au plus haut degré ce fait initial de la maladie cholérique, ces confrères, dis-je, entreprirent de substituer l'*Aconit* aux autres substances, et chaque fois ils virent cette tentative couronnée de succès. En effet, l'emploi de cet agent ne serait pas seulement justifié par les désordres anatomo-pathologiques

(1) Le docteur Adet de Rosville (Mémoire à l'Académie de médecine, séance du 9 janvier 1866); — et le docteur Cramoizy (Id., séance du 16 janvier 1866).

que les autopsies révèlent sur les sujets qui ont succombé à son action toxique, mais encore par les troubles physiologiques qui précèdent la terminaison fatale, tels que : refroidissement glacial des membres; — cyanose (teinte rouge bleuâtre de la face); — injection des conjonctives; — lividité des lèvres, des mains, des pieds et des ongles; — sueurs visqueuses à la face, aux mains, etc.; — ecchymoses par toute la surface du corps; — crampes aux mains et aux mollets; — dysphagie, cardialgie, pyrosis jusque dans l'œsophage, vomissements bilieux, suivis de syncopes; — coliques violentes, sensibilité abdominale, selles liquides, quelquefois blanchâtres, quelquefois involontaires, rareté des urines; — dyspnée, convulsions, syncopes, petitesse, lenteur et insensibilité du pouls; — angoisse, anxiété extrême, stupeur, agitation, prostration extrême des forces, etc.; — liquéfaction du sang, comme on l'observe dans le choléra. Il sera donc opportun d'administrer *Aconitum* (1), lorsque le choléra se présente avec le cortége des symptômes qui viennent d'être énumérés, — que les selles ne sont pas très-fréquentes, et qu'après un certain nombre d'heures, le médicament, d'abord administré, n'aura produit aucun amendement sensible dans l'état du malade.

7° Si dans le cours de l'évolution des phénomènes morbides les vomissements et les selles, d'abord incolores, devenaient tout à coup, et malgré l'emploi d'*Arsenicum*, noires et entièrement analogues à de la suie ou du marc de café délayé dans de l'eau (2), comme cela se voit dans l'ulcère et le cancer de l'estomac, — administrer immédiatement et à courts intervalles *Ferrum perchloratum* (première dilution, quelques gouttes dans un verre d'eau).

8° (Si le choléra éclate à l'arrivée des règles et les supprime,

---

(1) A la dose d'une goutte de teinture mère, ou de la 1re dilution dans 300 grammes d'eau, par cuillerées administrées à courtes distances dans les premières heures; puis graduellement, en les éloignant de plusieurs heures.

(2) Exsudations hémorrhagiques.

administrer *Secale cornutum*. L'action primitive de cette substance est de faire contracter l'utérus. Or, les contractions uté-
rines provoquées par l'influence cholérique ayant pour effet
de supprimer l'écoulement sanguin ; en faisant cesser le
spasme utérin, *Secale* sera utile contre les autres spasmes. Au
besoin, l'alterner avec *Cuprum*, ou tout autre, suivant les indications).

9° A la fin de la *période algide*, s'il y a persistance des
*vomissements liquides incolores, avec défaillance lipothymique,*
pâleur du visage (si même il existe en même temps quelques
crampes suffocantes dans la poitrine) : *Moschus.*

10° Si à l'état lipothymique, aux vomissements aqueux, se
joignent encore des selles liquides colorées par des matières
fécales, avec coliques sourdes mêlées d'anxiété, froid et sueurs
froides, tremblement dans les membres, œil terne et fixe,
stupeur, anéantissement physique et moral : *Tabacum.*

11° Persistance de douleurs *constrictives*, ou *contractives* à
l'estomac : *Lachesis, Bellad.*, etc.

(Voir plus loin : *Deuxième période du choléra.*)

II. — TRAITEMENT DU CHOLÉRA GRAVE (*dit foudroyant*).

*Prédominance initiale des phénomènes spasmodiques ; sidération
nerveuse.*

11° Invasion subite : tout à la fois, refroidissement extraordinaire, anéantissement des forces, perte de connaissance,
évacuations, crampes générales, contractions spasmodiques
violentes, aux doigts, aux orteils, au visage, aux muscles de
l'abdomen et du thorax, à l'œsophage, à l'estomac, aux in-
testins, avec plaintes, cris, suffocation. Évacuations rares, ou
supprimées à l'apparition des phénomènes spasmodiques.
Cyanose générale, plaques ecchymotiques au cou, à la poitrine, aux sclérotiques, aux ongles, etc.; — lividité des lèvres qui tranche sur la teinte parfois plombée et terreuse du
visage, etc., etc.; — collapsus général, rapide. — Le médica-

ment qui paraît le plus fidèlement refléter cet ensemble phénoménal, dans sa forme et sa marche rapide, est *Hydrocyani
acidum* (quelques gouttes de la première dilution dans 200
grammes d'eau, à doses rapprochées).

12° Tantôt, ce sont les crampes et les contractures qui ouvrent la scène, accompagnées du froid intense, de la cyanose
(choléra sec), — et alors le *Camphre* (esprit de camphre), à
doses extrêmement rapprochées, — et s'il ne produit pas d'effet,
*Hydrocyani acidum* doit être administré immédiatement.

13° Tantôt, c'est une syncope avec chute sans connaissance,
froid glacial, sueurs froides, suppression immédiate du pouls,
respiration insensible, évacuations inconscientes qui cessent à l'apparition des crampes et des contractures musculai-
res. — Dans ces différents cas, c'est encore *Hydrocyani acidum*
ou *Laurocerasus* qu'il faut administrer.

### III. — CHOLÉRA GRAVE

*Avec prédominance initiale des désordres qui atteignent le cœur
et la circulation du sang; forme cardiaque ou syncopale;
sidération des nerfs du cœur, des vaisseaux et de la respiration.*

14° Dans cette forme, *c'est l'état syncopal et asphyxique
qui domine.* Le malade tombe subitement froid, livide, anéanti,
sans pouls, sans respiration et sans voix; *les déjections se produisent au milieu des syncopes, ou alternent avec des syncopes
réitérées* composées de matières liquides d'abord bilieuses, puis,
comme dans les autres cas, séro-albumineuses liquides, grisâtres, troubles, blanchâtres, ou incolores...; la *teinte cyanique
du visage est d'un bleu clair...;* le médicament qu'il faut oppo-
ser à ce mode de manifestation de l'influence cholérique, est
*Digitalis.* On doit l'administrer à intervalles très-rapprochés,
mêlé à la dose (1) d'une goutte de teinture mère, avec 200 gram-

(1) Ou de plusieurs gouttes de la 1ère dilution.

mes d'eau ; — et, en attendant l'arrivée du médecin, si les parents du malade n'ont pas cette substance à leur disposition, recourir à l'*éther*, dans la forme prescrite plus haut (Voir *Soins immédiats*, p. 4).

15° Je dois convenir que le diagnostic des formes et prédominances morbides est parfois très-difficile, tant au début du mal, qu'à sa période de plus haute tension... Il est des malades chez lesquels l'état syncopal le dispute à l'état spasmodique, et où ces deux caractères morbides l'emportent, et alternent entre eux... l'envahissement des phénomènes se fait successivement ou si promptement que leur succession dans les trois grands systèmes des fonctions organiques (animales, circulatoires ou vitales, et digestives ou naturelles), est comme simultanée...; alors si les évacuations sont accompagnées d'efforts violents, de crampes très-douloureuses à l'estomac, à l'*œsophage et au pharynx*, aux muscles sacro-lombaires et longs dorsaux, — si la *teinte du visage est ictérique et mêlée de plaques livides*, — qu'on observe de la *rougeur avec tuméfaction de la muqueuse buccale*, et qu'après les premières heures de cet état, le malade tombe par instant, ou presque continuellement, dans une sorte d'*état de mort apparente*..., c'est *Lachesis* qui est indiqué.

#### IV. — TRAITEMENT DE L'ATAXIE, OU DE LA FORME ATAXIQUE DU CHOLÉRA.

Les contrastes dans l'état de la coloricité des diverses parties du corps, dans l'état du pouls et de la circulation, dans la marche des phénomènes, leurs alternatives ou leur mobilité, réclament, suivant les indications particulières, à chaque médicament, *Arnica, Assa f., Bellad., Chamom., Digitalis, Hydroc. ac., Ignatia, Ipeca, Laurocerasus, Moschus, Mercurius, Hyoscyamus, Lachesis, Rhus tox., Veratrum*, etc.

*Ex. :* Sensation alternative d'ardeur brûlante, et de froid dans l'estomac; froid glacial aux pieds, et sensation de chaleur brûlante dans ces parties : *Lachesis.*

Violents battements de cœur, avec faiblesse du pouls, et froid à la peau : *China.*

Aphonie, *facies hippocratique*, conservation de la chaleur du corps et perte du pouls; — chaleur au visage et sensation de froid interne; — continuelles alternatives de chaleur et de froid, ou mélange continuel de ces deux sensations : *Mercurius.*

Pouls conservé à un bras, nul au bras opposé : *Hydroc. ac.*

Battements de cœur tressaillants, tout à coup rapides, et tout à coup lents : *Arnica.*

*Persistance de la cyanose* après le retour de la chaleur et du pouls : *Digit., Lachesis.*

*Coma somnolent* à la période algide; agitation et insomnie à la période de réaction : *Digitalis, Bellad.*, etc.

Pouls lent, rare, insensible à la première période; petit, vif, accéléré et irrégulier à la seconde : *Digitalis.*

*Persistance de l'état syncopal;* chaleur à une main, froid à la main opposée; chaleur d'une joue sans rougeur, rougeur de l'autre joue sans chaleur, stupeur, somnolence, etc. : *Moschus* (1).

Ces exemples sont incontestablement insuffisants pour représenter toutes les nuances insidieuses qui appartiennent à la forme ataxique, mais elles tracent la voie aux recherches des indications positives, si difficiles à déterminer en pareil cas.

---

(1) « Dans un cas de *choléra ataxique* caractérisé par l'ensemble des phénomènes du choléra le plus intense joints à l'*embarras extrême de la respiration,* à la *petitesse des battements du cœur et du pouls, qui contrastaient avec le développement considérable de la caloricité à la surface du corps,* l'alternation de *Lachesis* avec *Metallum album* produisit un tel effet, que, vingt-quatre heures après, presque tous les symptômes de la maladie avaient disparu. »

*(Extrait de mon rapport au ministre de l'agriculture et du commerce;* —1854.

## V. — TRAITEMENT DE LA DEUXIÈME PÉRIODE DU CHOLÉRA DE FORME COMMUNE, DITE PÉRIODE DE RÉACTION

*1° Réaction congestive (apoplectiforme), ou inflammatoire, sur les centres nerveux.* — Quand il y a fréquence et plénitude du pouls, somnolence alternant avec agitation, délire, injection de la face, des conjonctives, dilatation des pupilles, photophobie, etc. : *Aconitum, Bellad., Hyosc.*, etc.

Lenteur, rareté du pouls, stupeur, indifférence, état comateux, respiration plus ou moins stertoreuse, persistance de l'absence des sécrétions, rougeur et tuméfaction apoplectique de la face, fixité des yeux qui sont injectés et convulsés, contraction des pupilles, etc. : *Opium*. L'emploi de ce médicament est en outre justifié par les phénomènes suivants qui font partie de sa pathogénésie, et concordent avec ceux qui caractérisent la période algide du choléra : anéantissement de la sensibilité et des forces, froid, cyanose, pâleur et plaques livides au visage, ecchymoses à la surface du corps, lourdeur céphalique, crampes et contractures générales, soif, sécheresse des muqueuses, nausées et vomissements accompagnés de douleurs violentes à l'estomac, selles liquides, fétides, noires, ou écumeuses, quelquefois involontaires, rareté ou suppression des urines, etc.

Si le pouls, au lieu d'être lent et rare, est petit et accéléré : *Stramon.*

Les mêmes phénomènes compliqués d'oppression et des signes de l'asphyxie par cessation de l'hématose pulmonaire, en cas d'insuffisance d'*Opium*, réclament l'emploi d'*Hydrocyani ac., Laurocerasus, Carbo veg.* ?

Pendant l'épidémie de 1854, en Champagne, « *Belladona*, était indiquée par la somnolence mêlée de délire et d'extrême agitation ;

» *Stramonium* par la somnolence sans agitation, mais avec stupeur, petitesse et fréquence du pouls, défaut persistant de la sécrétion urinaire, selles liquides, etc. ;

» *Opium*, lorsqu'à la somnolence et à la stupeur se joi-
gnaient la lenteur et la rareté du pouls, avec respiration stertoreuse, etc. ;

» *Metallum album* fut employé avec succès lorsque les
symptômes cérébraux caractérisés seulement par une vive
céphalalgie, des alternatives de pâleur et de rougeur de la
face, une agitation continuelle mêlée d'angoisse, coïncidaient
avec un certain degré d'inflammation de la muqueuse intestinale, sensibilité de l'abdomen, coliques, selles liquides, etc.

Beaucoup d'autres médicaments seront à consulter, notam-
ment *Arnica*, *Chamom.*, *Hyosc.*, *Lachesis*, *Rhus tox.*, *Elaps*, etc.

Complication de myélite, paraplégie consécutive : *Lachesis*,
*Aconit*, *Nux vom.*, *Cocculus*, *Phosph.*, *Arnica*, *Carbo sulph*,,
*Bufo*, etc., selon les indications particulières à chacun de ces
médicaments.

2° *Réaction sur les organes de la respiration et de la circulation.*
— Pneumonie compliquée de délire, et vomissements bilieux :
*China*, *Cannabis*, *Phosph.*, *Rhus*, *t.*, etc.

Pleurésie, pleuro-pneumonie, péricardite : *Bryonia*, *Rhus t.*,
*Cantharis*, etc.

3° *Réaction sur le tube digestif, le foie*, etc. Complication
d'hépatite ou d'engorgement du foie : *Acon.*, *Laches.*, *Antimon.
cr.*, *Cactus grandifl.*

Stomatites, gastro-entérites villeuses ou folliculeuses : suivant les conditions d'électivité propres à chaque médicament,
ce seront : *Mercurius*, *Kali chloratum*, *Bromum*, *Rhus tox.*,
*Arsenicum*, *Antimonium*, *Aurum*, *Nymph. lutea*, etc. (1).

*Quelques exemples en ce qui concerne les entérocolites :* facies
plombé ; yeux cernés, encavés ; soif et sécheresse de la bouche
et des lèvres ; enduit brunâtre sur la langue, les gencives et
le bord des lèvres ; mouvements tremblants de la langue,
parole précipitée ; vives douleurs brûlantes dans l'abdomen ;

______

(1) *Granatum* pour les stomatites gingivales.

coliques par accès avant les évacuations, selles liquides brunâtres, fétides, corrosives ; *angoisse et extrême agitation surtout
vers minuit*, etc. : *Arsenicum.*

Selles diarrhéiques de matières fécales mêlées de sang,
tympanite, douleurs abdominales qui s'irradient aux cuisses,
obligent à se plier en deux, *et se renouvellent avec les évacuations, pour peu que l'on prenne quelque aliment : Colocyntis,
Podophyll. pelt.*

Diarrhée de matières mucoso-sanguinolentes ou dyssentéri-
ques avec coliques violentes, épreintes, ténesme, etc.; *Mercurius solubilis* et *Corrosivus.*

Quand les selles les plus répétées ont lieu de quatre à sept
heures du matin : *Nymphœa lutea.*

Avec nausées et vomissements de bile, amertume de la
bouche, langue saburrale, inflammation principalement loca-
lisée sur le gros intestin, ballonnement abdominal, borborygmes, tranchées violentes, selles liquides et bilieuses ou de
mucosités blanchâtres ou jaunâtres : *Antimonium, Tartarus
emeticus.*

Consulter la matière médicale pour les indications caractéristiques de *Lachesis, Phosphori acidum, Aurum, Bismuthum,
Capsicum, Cham., Canthar.*, etc.

Pour ce qui concerne le traitement des *autres accidents
consécutifs* au choléra (voir ma *Monographie*, p. 68, 69) (1854).

## MODE D'ADMINISTRATION DES MÉDICAMENTS, DOSES

Malgré les succès acquis aux hautes dilutions dans le traitement du choléra, l'expérience ayant prouvé que dans les
maladies à évolution rapide, *les premières dilutions l'emportent
sur les autres par la rapidité de leur action thérapeutique, c'est
à celles-là qu'il faudra recourir de préférence.* D'ailleurs l'état
pathologique de toute la muqueuse du tube digestif dans
la maladie cholérique, permet d'admettre la probabilité
d'une absorption incomplète, et même d'une altération des

doses diluées avant qu'elles aient pu être absorbées. *Il sera donc opportun de recourir à la première dilution, à la dose de quelques gouttes dans 150 à 200 grammes d'eau distillée, pour la plupart des médicaments végétaux toxiques, et même à la teinture mère, à la dose d'une à trois gouttes quand il s'agira de la Digitale, de l'Arnica, de l'Aconit, du Laurocerasus.* L'acide cyanhydrique, si facilement décomposable, sera donné à la dose d'une à trois gouttes de la première atténuation par 150 à 200 grammes d'eau. — *Cuprum, Arsenicum, Mercurius* seront administrés à la quatrième dilution; — *Lachesis* aux sixième et douzième dilutions, cinq à six gouttes par potion de 200 grammes d'eau.

Pourquoi *Cuprum sulfuricum* (1) ne serait-il pas préféré à *Cuprum met.*, en raison de sa solubilité? — On choisirait les premières dilutions de préférence.

Les doses de potions, administrées par cuillerées de dix en dix minutes dans les premiers instants, seront ensuite graduellement éloignées de quinze, vingt, et trente minutes le premier jour, et de soixante minutes le second.

Dans la période de réaction, les médicaments s'administrent comme dans les maladies aiguës, aux intervalles d'une à plusieurs heures.

#### SOINS PARTICULIERS A DONNER AUX CHOLÉRIQUES

Le malade sera couché dans un lit bien chaud, où l'on aura eu soin de disposer des draps ou alèzes en plusieurs doubles, pour recevoir les matières évacuées, si elles sont involontaires.

Si le malade est sans connaissance, on cherchera à le ranimer par des frictions à la région du cœur, avec la main remplie d'alcool mêlé de quelques gouttes d'essence d'amandes amères, ou de teinture de *Laurocerasus*, ou simplement de quelques gouttes d'*éther*; en portant sous ses narines un flacon de cette même liqueur, ou même en introduisant dans sa

(1) Sulfate de cuivre.

bouche deux ou trois gouttes de cette substance mêlées à un peu d'eau pure ou alcoolisée.

Lorsqu'au début de la maladie ce sont les vomissements et les autres évacuations qui dominent; dans l'intervalle des cuillerées de médicament, faire prendre au malade, par doses, des petites doses d'eau à la glace, ou même de la glace par petits fragments. Mais, aux premiers indices de la période de réaction, lorsque la chaleur à la peau et le pouls se réveillent, l'eau glacée sera remplacée par les infusions émollientes chaudes et sucrées.

Quand la maladie débute par les crampes, les spasmes, le froid général, etc., et que les évacuations sont rares, ou nulles d'abord, les doses du médicament choisi (1) seront alternées avec le *kirsch*, le *rhum*, l'*eau-de-vie*, administrés, par petites cuillerées, purs ou étendus d'un peu d'infusion chaude de *menthe* de thé, etc., comme il a été dit plus haut.

Quand l'amélioration se prononce, que les sécrétions se rétablissent, on alterne bien vite les boissons émollientes avec le bouillon donné par cuillerées, à intervalles distancés avec prudence. L'alimentation tonique fortifiante vient à son tour, composée principalement d'œufs, de poisson, de viande rôtie, de vin de Bordeaux, graduée avec méthode, et réglée selon l'état fonctionnel de l'estomac.

———

Il est utile de répéter que le choléra n'est point contagieux, et que l'expérience a prouvé que ce sont précisément ceux qui vivent au milieu des malades qui sont les plus réfractaires à l'action des miasmes, et de toutes les causes morbifiques. Lorsqu'il s'agit des maladies épidémiques, il importe de ne pas confondre la *contagion* avec l'*infection*, qui diffèrent essentiellement par leurs causes et leur mode de détermination. Le *contact* est complétement étranger à la production du choléra.

(1.) Esprit de camphre, Cuprum, Hydroc. ac.

Poissy. — Typ. S. Lejay et Cie.

www.ingramcontent.com/pod-product-compliance
Ingram Content Group UK Ltd.
Pitfield, Milton Keynes, MK11 3LW, UK
UKHW021633130726
13696UKWH00005B/2171